Dr Clara SCHAPIRO

Des

éphrectomies

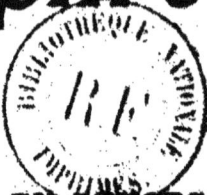

Partielles

EN DEHORS DES TUMEURS MALIGNES

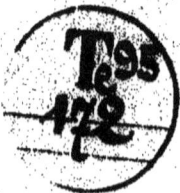

MONTPELLIER

G. FIRMIN, MONTANE ET SICARDI

DES

NÉPHRECTOMIES PARTIELLES

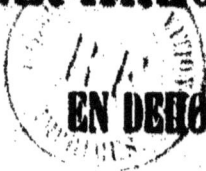

EN DEHORS DES TUMEURS MALIGNES

par

Clara SCHAPIRO

DOCTEUR EN MÉDECINE

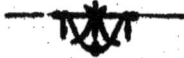

MONTPELLIER
IMPRIMERIE Gustave FIRMIN, MONTANE et SICARDI
Rue Ferdinand-Fabre et quai du Verdanson
1905

PERSONNEL DE LA FACULTÉ

MM. MAIRET (✷) . . . . Doyen
TRUC . . . . Assesseur

Professeurs

Clinique médicale	MM. GRASSET (✷)
Clinique chirurgicale	TÉDENAT.
Clinique obstétric. et gynécol	GRYNFELTT.
— ch. du cours, M. GUÉRIN.	
Thérapeutique et matière médicale. . . .	HAMELIN (✷)
Clinique médicale.	CARRIEU.
Clinique des maladies mentales et nerv.	MAIRET (✷)
Physique médicale.	IMBERT
Botanique et hist. nat. méd.	GRANEL
Clinique chirurgicale.	FORGUE
Clinique ophtalmologique.	TRUC.
Chimie médicale et Pharmacie	VILLE.
Physiologie.	HEDON.
Histologie	VIALLETON
Pathologie interne.	DUCAMP.
Anatomie.	GILIS.
Opérations et appareils	ESTOR.
Microbologie	RODET.
Médecine légale et toxicologie	SARDA.
Clinique des maladies des enfants . . .	BAUMEL.
Anatomie pathologique.	ROSC
Hygiène.	BERTIN-SANS

Doyen honoraire : M. VIALLETON.
Professeurs honoraires :
MM. JAUMES, PAULET (O. ✷), E. BERTIN-SANS (✷)
M. H. GOT, *Secrétaire honoraire*

Chargés de Cours complémentaires

Accouchements.	MM. VALLOIS, agrégé libre.
Clinique ann. des mal. syphil. et cutanées	BROUSSE, agrégé
Clinique annexe des mal. des vieillards. .	RAUZIER, agrégé libre.
Pathologie externe	DE ROUVILLE, agrégé.
Pathologie générale	RAYMOND, agrégé.

Agrégés en exercice

MM. BROUSSE	MM. VIRES	MM. SOUBEIRAN
DE ROUVILLE	VEDEL	GUERIN
PUECH	JEANBRAU	GAGNIERE
GALAVIELLE	POUJOL.	GRYNFELTT Eo.
RAYMOND	ARDIN-DELTEIL	

M. IZARD, *secrétaire.*

Examinateurs de la Thèse

MM. TÉDENAT, *président.*	MM. DE ROUVILLE, *agrégé.*
ESTOR, *professeur.*	SOUBEIRAN, *agrégé.*

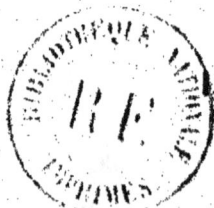

INTRODUCTION

La pathologie des affections du rein tend de plus en plus à passer du domaine médical dans le domaine chirurgical. Certaines de ces affections semblent vouloir aujourd'hui constituer un nouveau chapitre de chirurgie. Ainsi, par exemple, certaines formes de néphrites chroniques semblent, à l'heure actuelle, bénéficier des traitements chirurgicaux. Nombreuses et variées sont les interventions qu'on pratique actuellement sur le rein. Néphrotomie, opération éminemment conservatrice, et néphrectomie, opération essentiellement radicale, voilà les deux limites extrêmes entre lesquelles se meut l'acte opératoire.

Entre ces deux interventions, il y a place pour une thérapeutique intermédiaire, réunissant les avantages des deux précédentes : nous voulons parler de la néphrectomie partielle entrée depuis quelques temps dans la pratique chirurgicale. Il nous a paru intéressant de consacrer une étude à ce mode opératoire.

Certaines affections dans la pathologie rénale ont paru ne pas nécessiter, dans le cas d'intervention, l'extirpation totale de l'organe, pratiquée d'ordinaire. Physiologiquement, aucune contradiction ne s'offrait ; les essais effectués ont donné des résultats satisfaisants. Nous nous sommes attachée dans ce travail à faire valoir les avantages de cette opération au point de vue économique et qui tient compte pour ainsi dire des aléas qui peuvent se produire du côté du rein adelphe.

Nous avons éliminé de cette étude les tumeurs malignes du rein, car il est évident que dans ce cas, comme pour les tumeurs malignes des autres viscères, on ne saurait pratiquer d'intervention économique de crainte de récidive.

Dans notre travail nous avons adopté le plan suivant :

Après avoir dit quelques mots sur l'historique de la question, nous examinons dans le second chapitre les données physiologiques justificatives de la néphrectomie partielle.

Le troisième chapitre est consacré à l'étude des indications et des contre-indications de cette opération.

Dans le quatrième chapitre nous indiquons le manuel opératoire des résections partielles du rein.

Le cinquième chapitre comprend quelques mots sur la néphrectomie partielle pratiquée dans un but de diagnostic ; nous y rapportons quelques observations à l'appui de cette opération.

Enfin, après avoir tiré les conclusions de cette étude, nous rassemblons dans le dernier chapitre toutes les observations qui ont été publiées à ce sujet.

C'est sur l'initiative de nos maîtres, MM. les professeurs de Rouville et Soubeyran, que nous avons abordé ce sujet. Et nous les remercions profondément d'avoir mis à notre disposition les fruits de leurs recherches personnelles sur la question. Nous sommes particulièrement reconnaissante à M. le professeur Soubeyran qui a bien voulu nous guider dans ce travail.

Nous adressons l'expression de toute notre gratitude à M. le professeur Télenat pour l'honneur qu'il nous a fait en acceptant la présidence de notre thèse et pour l'enseignement que nous avons eu le bonheur de puiser à ses si claires et si vivantes leçons.

Qu'il nous soit permis d'exprimer à M. le professeur Estor ce sentiment si vivace de reconnaissance que nous laisse le souvenir de nos débuts dans la clinique d'un maître toujours si bienveillant et si soucieux de notre instruction.

Nous regrettons de n'avoir que quelques paroles de reconnaissance envers M. le professeur Ardin Delteil qui se mit si souvent et si simplement à notre disposition.

Qu'il veuille bien accepter cet hommage de notre respectueuse sympathie.

Nous devons aussi de respectueux remerciements à ceux de nos maîtres de la Faculté et des hôpitaux qui ont bien voulu s'intéresser à nous. Nous garderons une profonde reconnaissance à MM. les professeurs Carrieu, Grasset, Gilis, Sarda, Rauzier, Puech, Vallois, Vires, Jeanbrau.

Nous sommes heureuse, au moment où s'achèvent nos études, de rendre ce témoignage de profonde gratitude à M. le professeur Flahaut qui a toujours su nous montrer un bienveillant intérêt.

Pour terminer, nous avons aussi des remerciements affectueux à adresser à nos camarades qui nous ont offert leur collaboration à la rédaction de notre thèse.

DES
NÉPHRECTOMIES PARTIELLES
EN DEHORS DES TUMEURS MALIGNES

CHAPITRE PREMIER

HISTORIQUE

La première néphrectomie partielle fut pratiquée en 1884 par le chirurgien anglais *Spencer Wells* au cours de l'ablation d'une tumeur péri-rénale. En 1880, le professeur *Tédenat* fait une seconde intervention du même genre pour un kyste hydatique du rein gauche ouvert dans la partie inférieure du côlon ascendant. Plus tard, *Bardenheuer* (1889), *Czerny*, *Kümmel*, *Tuffier*, pratiquèrent des néphrectomies partielles pour des tumeurs soit solides, soit liquides. *Keetlley* agit de même pour une contusion du rein. En 1891, M. le professeur *De Rouville* a fait dans sa thèse inaugurale une étude complète et détaillée des néphrectomies partielles. Il a bien mis en lumière l'utilité, la possibilité, les indications, les contre-indications et le manuel opératoire de cette opération. Toutes les observations publiées jusqu'à cette époque sont rassemblées dans cette thèse. Depuis lors ont été successivement publiées les observations de *Fenger*, de *Cramer* (1895), d'*Oscar Bloch*, de *Bardenheuer*, de *Tuffier*, d'*Israël* (1896), de *Brackel* (1895), d'*Albarran* (1900), de *Bazy* et de *Terrier* (Société de Chirurgie, 1902).

Enfin, en 1902, nos maîtres, MM. *De Rouville* et *Soubeyran* ont publié une très importante revue générale sur la néphrectomie partielle (*Archives provinciales de Chirurgie*, Septembre, Octobre et Novembre 1902), en apportant une nouvelle observation personnelle.

CHAPITRE II

JUSTIFICATION DES NÉPHRECTOMIES PARTIELLES

Quelle est donc la justification des résections partielles du rein, opération à la fois radicale et conservatrice ? Deux questions se posent ici. D'abord, la résection partielle est-elle une opération possible, étant donné la physiologie rénale et l'anatomie pathologique des lésions du rein, et ensuite est-elle utile ?

La néphrectomie partielle est-elle possible ? Cette question a été résolue depuis que la physiologie expérimentale a mis hors de doute la possibilité et la rapidité de la cicatrisation du tissu rénal et son pouvoir d'hypertrophie compensatrice. Tandis que *Tilmanns* refusait aux cellules épithéliales et conjonctives du rein tout rôle dans le processus cicatriciel, *Pi zenti* et *Mallei* attribuent la cicatrisation au tissu conjonctif et au tissu épithélial.

Tuffier enfin prouve par de nombreuses expériences la possibilité de la réunion des plaies rénales par première intention. Si, en effet, on fait une profonde incision sur le rein d'un chien, on voit au bout de 18 heures la dégénérescence des canalicules urinifères sectionnés tandis que les canaux droits restent à peu près sains. Mais plus tard il se forme entre les lèvres de la plaie un tissu réticulaire contenant dans ses mailles du sang et des cellules embryonnaires. Au bout de 6 semaines, il y a transformation fibreuse de la masse cicatricielle

et résorption sanguine : au voisinage de la cicatrice, la proli-
fération conjonctive autour des canalicules lésés produit une
néphrite interstitielle limitée. En somme, entre les deux lèvres
de la plaie rénale il se passe le même phénomène que dans
toutes les plaies des parties molles : sang, lymphe plastique
et cellules embryonnaires au début, puis organisation fibreuse
et réfraction de la cicatrice : le tout rapidement, puisqu'au
dixième jour, d'après *Barth*, la plaie est comblée par un tissu
des gra.. .lations, déjà solide. Mais autour de la plaie, contrai-
rement aux autres plaies des parties molles, le tissu rénal
présente des troubles de dégénérescence dûs aux modifica-
tions circulatoires, troubles très limités d'ailleurs et sans ac-
tion sur la fonction de la partie restante de l'organe.

Par conséquent, puisqu'on cherche toujours en chirurgie
la réunion immédiate, il est rationnel de profiter au niveau du
rein de la cicatrisation par première intention pour faire la
résection partielle.

Non seulement la portion laissée d'un rein malade se cicatrise et fonctionne normalement, mais encore elle s'hypertrophie jusqu'à suppléer dans une certaine mesure la portion
enlevée, car l'hypertrophie compensatrice du tissu rénal s'ob-
serve aussi bien dans la portion saine du rein malade que
dans le rein du côté opposé. Les expériences de *Sacerdotti*
ont démontré que lorsque le tissu rénal a plus de matériaux
à éliminer, soit par perte de sa propre substance, soit par
augmentation des éléments qui doivent être rejetés dans
l'urine, il se produit une néoformation des glomérules dans
les régions de l'écorce répondant aux gros vaisseaux. Mais
le mécanisme histologique de l'hypertrophie compensatrice
est encore discuté. Tandis que certains auteurs, comme *Tuffier et Toupet*, *Tillmanns* et *Sacerdotti* admettent une forma-
tion des nouveaux glomérules. *O. Van der Stricht*, *Barth* et
Albarran prétendent qu'il y a simplement hypertrophie des

glomérules et des canalicules, sans néoformation. Les expériences d'*Erasmo de Paoli* montrent jusqu'à quel point peut aller l'hypertrophie compensatrice de la portion du rein laissée dans la néphrectomie partielle, puisque les animaux, auxquels il avait enlevé une grande partie d'un rein et auxquels il enlevait plus tard le rein adelphe, pouvaient encore vivre.

Possible au point de vue histologique, comme nous venons de le voir, la néphrectomie partielle est facile à réaliser en pratique, puisque le tissu rénal supporte bien les fils aseptiques, qu'il n'y a pas à craindre l'infiltration d'urine au niveau de l'incision et enfin que l'hémostase est facile.

La néphrectomie partielle est non seulement possible, elle est utile ; souvent en effet, elle doit être employée de préférence à la néphrectomie totale. Il est vrai que les expériences d'abord et les faits cliniques journaliers ensuite nous ont suffisamment démontré qu'un seul rein peut suffire à la fonction d'élimination, grâce à cette propriété remarquable d'hypertrophie compensatrice du parenchyme rénal. Mais nous savons aussi que l'hypertrophie compensatrice ne se fait que si le parenchyme rénal est absolument sain. Il faudrait donc, avant toute intervention radicale, être sûr de l'intégrité du rein qu'on doit laisser. Malheureusement il y a des cas où la bilatéralité des lésions ne se manifeste par aucun signe clinique, ni par les procédés d'investigation les plus minutieux et les plus fidèles. Par exemple, le cas de Gersuny (Congrès de Moscou, 1897), qui, ayant retiré par le cathétérisme d'un urétère de l'urine limpide, fit la néphrectomie totale de l'autre rein atteint de pyonéphrose, et vit mourir l'opéré le soir même. L'autopsie démontra que le rein considéré comme sain avait une seule pyramide intacte, le reste étant transformé en une vaste poche purulente. De plus, il peut arriver que la lésion soit unilatérale au moment de l'intervention, mais qu'ensuite le rein sain devienne malade à son tour. A cet égard, l'observation de *Tuffier* est très instructive : elle démontre bien combien dans ce cas la néphrectomie partielle est préférable à la néphrectomie totale. Il s'agit dans cette observation d'un kyste séreux du rein que *Tuffier* traite par la néphrectomie partielle ; le malade présente plus tard un épithélioma de la vessie dont il meurt : à l'autopsie, on constate que l'uretère non opéré était oblitéré par ce néoplasme vésical ; le malade ne vivait que grâce au moignon du rein conservé.

Une observation de *Pousson* (Bordeaux), communiquée à la Société de Chirurgie en avril 1902, nous fait voir une autre cause de mort imprévue après la néphrectomie. Le malade présentait une pyélonéphrite calculeuse du rein droit diagnostiquée par la radiographie. On fait le cathétérisme des uretères. La séparation des urines est impossible à cause de la douleur. On fait alors l'analyse chimique, l'épreuve du bleu de méthylène : les résultats sont normaux. *Pousson* fait alors la néphrectomie totale du rein malade. Douze heures après l'opération, anurie, cinquante heures après, mort. Autopsie : rein gauche augmenté de volume, mais macroscopiquement normal ; histologiquement, congestion et lésions de néphrite épithéliale suraiguë. D'après *Pousson* cette lésion est le résultat du travail supplémentaire imposé au rein. C'est cette résistance biologique, qu'aucune méthode n'est capable de mesurer, qui crée les redoutables aléas de la néphrectomie totale. Dans ce cas de *Pousson*, ainsi que dans celui de Gersuny, si la néphrectomie partielle avait été possible (à cause de l'intégrité d'une partie du rein malade), et avait été pratiquée, les malades ne seraient peut-être pas morts.

La possibilité de l'existence d'un rein unique congénital est encore une raison de plus pour une opération conservatrice. Une nouvelle preuve nous est encore fournie par l'observation de M. Monod, communiquée à la Société de Chirurgie, le 25 janvier 1905. Il s'agit d'un homme de soixante-quatorze ans, qui succomba après une néphrotomie du rein droit par anurie. L'autopsie révéla à la place du rein gauche une coque sphérique à parois très denses, contenant un liquide louche ne ressemblant en rien à l'urine. L'uretère n'existait pas, même à l'état de vestige. Il y avait donc absence congénitale du rein gauche et de son canal excréteur.

CHAPITRE III

INDICATIONS ET CONTRE-INDICATIONS DE NÉPHRECTOMIE PARTIELLE

INDICATIONS

Les néphrectomies partielles ont été faites le plus souvent par les chirurgiens, non point de propos délibéré, mais le plus souvent l'intervention économique n'a été indiquée qu'au cours d'une intervention chirurgicale. Nous lisons dans la plupart des observations de néphrectomie partielle que l'indication n'a pas été très nettement posée au lit du malade, mais c'est un chirurgien qui intervenait pour un traumatisme, pour de la lithiase. pour de la suppuration rénale, et qui, apercevant des lésions limitées, a localisé son intervention sur le point malade au lieu de pratiquer une néphrectomie totale. Dans d'autres cas, c'est parce que les difficultés opératoires empêchaient l'intervention totale qu'on se résignait à une opération conservatrice. Les principales indications sont donc la localisation des lésions et la possibilité anatomique de l'ablation de la partie malade. Nous examinerons d'ailleurs les indications particulières dans chacune des affections rénales.

Traumatisme. — La contusion nécessite dans le cas d'hémorragie grave une intervention hâtive. Le rein ne présentant

pas généralement dans le cas de traumatisme de lésions anté-
rieures, on conçoit que la conservation de cet organe doit être
la règle. Seul, un broyement total indiquera une néphrectomie totale. Le plus souvent, on se contentera, après insuccès
du tamponnement de la ligature d'un gros vaisseau, d'une
néphrectomie partielle, surtout si un fragment est presque
isolé. L'opération est d'ailleurs facile, bénigne et efficace.

Pour les plaies rénales, les indications d'une néphrectomie
partielle sont les mêmes que dans la contusion.

Tumeurs bénignes du rein. — Dans ce chapitre des tumeurs
du rein, nous éliminons d'emblée les tumeurs malignes ; comme nous le verrons dans le chapitre de contre-indications elles
méritent l'ablation totale du rein .

Les tumeurs bénignes. assez rares, réclament une intervention précoce. Dès qu'un rein devient un peu volumineux et
légèrement douloureux, dès qu'on soupçonne une tumeur du
rein, il faut ouvrir, examiner l'organe, et au cas où la lésion
n'est point diffuse et présente tous les caractères d'une tumeur
bénigne, il y a indication à la résection partielle. Il ne faut
pas attendre que le fibrome. comme l'a écrit *Le Dentu*, « trans-
forme la glande en une volumineuse masse, dure, blanchâtre,
criant sous le scalpel ». Malheureusement, la nature bénigne
de ces tumeurs n'est pas toujours commode à constater, même
lorsqu'on a l'organe sous les yeux.

Tumeurs paranéphrétiques. — Nées dans un organe voi-
sin du rein, le plus souvent dans sa capsule propre ou sa
capsule adipeuse, les tumeurs paranéphrétiques (lipomes,
myxo-lipomes, fibro-lipomes. fibromes, ainsi que les kystes),
ne tardent pas à contracter des adhérences et envahir la substance rénale. Pour enlever la tumeur en totalité, il est nécessaire d'enlever la portion du rein envahie : on fait consciem-
ment ou non (*Spencer Wells*). une néphrectomie partielle.

Kystes du rein. — Nous laissons de côté les gros reins poly-kystiques, qui sont en dehors du domaine chirurgical. Nous ne nous occupons que des kystes hydatiques, des kystes séreux et des tumeurs kystiques du rein.

1° *Kystes hydatiques.* — Les kystes hydatiques du rein, comme dans la plupart des autres organes, nécessitent une intervention large ; la ponction simple ne suffit pas, il faut cureter et enlever la paroi de la poche. Or, ici, *Albarran* a montré que dans tous les cas, cette paroi est intimement fusionnée avec le tissu rénal. En présence de ces kystes, néphrectomie et néphrostomie ont été recommandées par certains auteurs, mais toutes les fois que le parenchyme rénal est sain dans une assez grande étendue, l'opération conservatrice s'impose.

On disséquera donc la poche kystique en réséquant la partie avoisinante du parenchyme rénal. Cette néphrectomie partielle trouve sa meilleure application dans les kystes superficiels ou dans ceux qui siègent à un des pôles du rein, comme l'a montré Terrier et comme cela ressort de l'observation de M. *Tédenat.*

2° *Kystes séreux.* — Ces grands kystes séreux de diagnostic difficile siègent généralement au niveau d'une des extrémités du rein. Le parenchyme rénal est d'habitude sain. Il faut donc le respecter. La ponction simple ou l'ouverture avec drainage étant généralement insuffisantes pour obtenir la guérison, c'est à la résection partielle qu'on doit donc avoir recours dans tous ces cas de kystes séreux du rein.

3° *Tumeurs kystiques du rein.* — En dehors de la maladie polykystique du rein, il existe certaines tumeurs kystiques comme dans l'observation de *Bardenheuer,* bien localisées, susceptibles d'une intervention économique. Il en est de même pour les kystes dermoïdes et de certaines dilatations des canalicules rénaux dues à de la rétention locale.

Pyonéphrose calculeuse. — Ces pyonéphroses nécessitent une intervention chirurgicale. On pratique ordinairement la néphrotomie, généralement suivie de fistulisation ; aussi la néphrectomie totale fut-elle recommandée. Il faut se souvenir que dans la plupart de ces pyonéphroses calculeuses ce n'est pas tout le rein qui est abcédé, mais le plus souvent une partie du parenchyme rénal est intacte, la lésion est assez limitée notamment à un des pôles du rein. C'est donc là l'une des meilleures indications de la néphrectomie partielle. Elle permet d'enlever le calcul en même temps qu'elle enlève tout l'abcès. Tels les cas opérés par *Kümmel, Tuffier et Bardenheuer.*

Pyonéphrose non calculeuse. — Les pyonéphroses non calculeuses ont pour caractéristique anatomique de présenter des lésions qui ne sont pas limitées : bien au contraire, ce sont des abcès multiples, de nombreuses poches remplies de pus qui sont disséminés un peu partout dans la substance rénale. Cela semblerait une contre-indication absolue à la néphrectomie partielle. En effet, dans les cas de *Waitz*, de MM. *de Rouville* et *Soubeyran*, il persistait toujours après l'opération une fistule. Cependant, comme la néphrectomie totale est rendue très difficile par des lésions de périnéphrite qui rendent l'ablation du rein en totalité presque impossible, on ouvrira le rein et puis on réséquera la paroi des abcès et la substance rénale environnante.

Fistules rénales. — Les fistules rénales peuvent persister après des lésions suppurées du rein ou des opérations sur cet organe. Deux cas doivent être considérés :

1° L'uretère est perméable :

Guyon montrait qu'il faut se garder d'enlever un rein qui

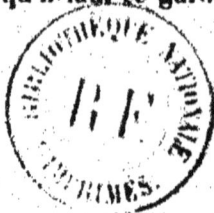

2

bien qu'atrophié fonctionne encore. On se contentera de faire l'extirpation du trajet fistuleux. Toutefois, *Albarran* préfère rétablir complètement le calibre de l'uretère, grâce à une sonde uretérale à demeure qui permet de faire des lavages du rein.

2° L'uretère n'est pas perméable :

Ici, il faut, comme l'a fait *Tuffier*, après avoir libéré le rein de ses attaches avec la fistule, après avoir avivé le rein autour de la fistule et suturé au catgut la plaie rénale, extirper le trajet fistuleux pariétal.

Dans le cas où la fistule rénale serait purulente, on pourrait faire la néphrectomie partielle si cette fistule conduisait dans une poche unique, bien limitée. Dans les autres cas, il faut au contraire faire la néphrectomie totale.

Tuberculose rénale. — C'est dans les cas des lésions tuberculeuses limitées que sera indiquée la néphrectomie partielle. Ici comme pour tous les abcès froids on fera un curetage à la curette mousse des foyers caséeux et on cautérisera la paroi avec des caustiques chimiques tel que le chlorure de zinc. Le parenchyme rénal est très tolérant pour ces divers caustiques. Au lieu d'intervention si limitée, on fera parfois des ablations plus larges (le tiers inférieur du rein, observation de *Fenger*, la moitié supérieure du rein bosselé et fluctuant, observation d'*Israël*, extrémité inférieure du rein, observation de *Cramer*). Ces interventions conservatrices ont été attaquées par *Albarran*, qui prétend la méthode incomplète : on ne peut savoir si on ne laisse pas dans le rein des foyers tuberculeux. Mais si on examine les observations de *Fenger*, d'*Israël* et de *Cramer*, on voit que dans tous les cas il se produit au moins une amélioration très notable sinon la guérison complète, et que, à cause des circonstances spéciales, d'autres interventions n'auraient point donné de meilleurs résultats.

CONTRE-INDICATIONS

Il est d'abord une contre-indication absolue a toute intervention partielle sur le rein, c'est lorsqu'il existe une tumeur maligne du rein. La néphrectomie partielle a été pratiquée six fois pour néoplasmes malins par *Czerny, Burckardt, Kümmel, Bloch, Albarran, Tuffier*. La récidive s'est produite quatre fois ; les deux autres malades n'étaient pas suffisamment suivis. Dans tous les cas ainsi opérés les lésions étaient cependant assez limitées, et malgré tout on voit que c'est l'intervention radicale qui doit être préférée à l'opération conservatrice.

Une autre contre-indication aussi absolue, c'est la diffusion des lésions rénales. Lorsque tout le rein est transformé en une vaste poche purulente, lorsqu'il se trouve bourré de kystes, lorsqu'une tumeur même bénigne détruit presque tout le parenchyme rénal et laisse le reste refoulé, sclérosé, lorsqu'un traumatisme réduit le rein à une véritable bouillie, lorsque la tuberculose produit des lésions multiples, dans tous ces cas les lésions sont trop diffuses, et il ne viendrait à l'esprit de personne de vouloir pratiquer une ablation partielle. Il n'y a pas ou presque pas de parenchyme sain dans tous ces cas, et la portion du rein qu'on pourrait laisser ne servirait à rien au point de vue fonctionnel.

Enfin l'oblitération permanente de l'uretère est encore une autre contre-indication formelle à la néphrectomie partielle.

CHAPITRE IV

MANUEL OPERATOIRE

Nous avons vu dans les indications que nombreuses et variées sont les lésions rénales qui nécessitent la néphrectomie partielle. Il est facile de comprendre que les manuels opératoires de chaque néphrectomie auront des caractères communs dus à l'identité de la région et des caractères spéciaux dus à la variété des lésions. Le premier temps commun sera d'aborder le rein et de faire l'hémostase provisoire. Le second temps consistera dans l'ablation de chaque lésion par le traitement qui lui est spécial, et enfin le troisième temps sera commun et aura pour résultat de clore identiquement la plaie rénale et de faire l'hémostase définitive.

Pour arriver au rein on choisira la voie habituelle de néphrectomie : on fera une incision lombaire plus ou moins parallèle à la 12ᵉ côte. Arrivé sur le rein il faudra dénuder avec soin tout l'organe de l'atmosphère cellulo-adipeuse qui l'entoure. On pourra ainsi l'explorer de l'œil et du doigt, vérifier le diagnostic et voir si vraiment l'indication de néphrectomie partielle se pose. Cette dénudation, parfois longue et difficile aura aussi l'avantage de permettre la mobilisation du rein vers le champ opératoire.

Le rein libéré, il faudra faire l'hémostase provisoire, car le tissu rénal est extrêmement vasculaire ; son incision produirait une hémorragie incoercible. On pourrait dans certains cas employer le procédé de *Waitz* (*Deutch. Med. Wochenr.* 1891). Cet opérateur fit une série de ligatures aux

fils de soie entre la lésion et la partie saine du rein. Il coupa
ensuite le parenchyme au-dessus des ligatures. Si ce procédé
lui avait fait perdre beaucoup de temps il lui donnait du moins
l'avantage d'opérer presque sans perdre de sang. Mais ce procédé n'est qu'exceptionnel ; la plupart du temps il faut employer pour faire l'hémostase provisoire la constriction digitale du pédicule rénal, préconisée par *Tuffier*. Pour cela, un
aide prendra entre deux doigts le pédicule du rein et le com-
primera de façon à assurer l'ischémie ; avec le reste de la
main il maintiendra l'organe bien fixe dans le champ opératoire. On peut ainsi opérer à sec.

Il faudra enfin arriver sur la lésion. Le rein sera incisé sur
son bord convexe, à moins d'indication absolument contraire.
Cette incision a l'avantage d'être parallèle au trajet des gros
vaisseaux de l'organe, et au rein comme ailleurs les incisions
parallèles aux gros vaisseaux donnent peu de sang. On prendra soin de décortiquer sans l'exciser la capsule rénale, ce qui
donnera, comme nous le verrons plus tard, une grande facilité
pour la suture et l'hémostase définitive.

Pour enlever la lésion on pourra employer deux procédés :
le curage et l'énucléation ou l'excision. On peut en effet péné-
trer d'emblée jusqu'au centre de la lésion et gagnant de dedans en dehors, séparer la partie malade de la partie saine
jusqu'à leur limite de séparation et un peu au-delà ; ou au
contraire, coupant uniquement en tissu sain on peut exciser
d'un bloc la lésion et un peu de tissu rénal environnant. On
peut employer le premier procédé pour les collections purulentes (pyonéphrose calculeuse ou non, ou abcès tuberculeux
unique). On incise l'abcès, on le vide, on enlève le calcul, s'il
existe ; mais on ne s'arrête pas là (ce serait une néphrotomie) ; on racle avec une curette la paroi de l'abcès ou mieux
avec des ciseaux on excise cette paroi en même temps que le
peu de tissu sain y adhérant. C'est là le curage. Il peut arri-

ver, comme dans le cas d'*Albarran*, que l'abcès comprenne le bassinet et que l'uretère débouche dans l'abcès. Dans ce cas on fera la résection partielle de la poche purulente et de la partie du bassinet qui la complète. On fera ensuite une suture réunissant les deux lèvres de la plaie du bassinet entre elles, et les deux lèvres du parenchyme rénal entre elles.

L'abcès enlevé il reste une plaie rénale dont les lèvres sont composées par du tissu absolument sain.

Les fibromes seront énucléés en faisant passer un instrument tranchant à la limite exacte entre le tissu sain et le tissu malade. Des observations montrent que c'est possible.

Pour toutes les autres lésions, il faudra employer l'excision en bloc. Il est nécessaire d'insister sur la thérapeutique des kystes séreux ou hydatiques. On ne peut pas faire là une énucléation absolument typique, car comme le dit *Albarran* « dans tous les cas, même lorsque le kyste est petit, sa paroi est fusionnée au tissu rénal dans la portion où elle est en contact avec ce tissu ». Par conséquent, on ne pourra pas décoller le kyste et il faudra avec les ciseaux sculpter dans le tissu rénal sain, de façon à enlever en bloc le kyste et une coque périphérique du tissu rénal sain adhérent. Si le kyste est trop volumineux, comme c'est le cas pour les kystes hydatiques, on fera la ponction et l'évacuation du contenu de façon à réduire le volume de la tumeur ; on pourra ainsi l'exciser plus facilement. Mais pour les kystes hydatiques, étant donnée la toxicité du liquide, il faudra prendre la précaution d'oblitérer avec soin l'ouverture faite par le trocart à l'aide d'une pince à kyste, ou mieux il faudra essuyer les parties voisines de l'orifice du trocart avec une solution de sublimé et injecter par la canule la même solution dans le kyste pour tuer les hydatides.

Dans tous les autres cas : contusion localisée à la suite d'un traumatisme, tuberculose rénale infiltrée, trajet fistuleux, petits abcès et kystes multiples. — la technique curatrice sera la même : il faudra exciser au bistouri ou aux ciseaux la portion malade en coupant constamment en tissu sain.

Quelle que soit la lésion, quelle que soit la technique nous aurons, le second temps terminé, une plaie rénale limitée par deux lèvres de tissu sain. Il faut les suturer pour rechercher, comme les expériences de *Tuffier* nous autorisent, la réunion par première intention. Cette suture aura de plus l'avantage d'assurer l'hémostase définitive. Un peu en dehors d'une lèvre de la plaie on fera passer un assez long catgut, n° 3, qui, traversant la capsule toujours en tissu sain, ressortira symétriquement en dehors de l'autre lèvre ; et ainsi on disposera perpendiculairement à l'incision le nombre de catguts nécessaires. Ensuite on nouera avec douceur les extrémités de ces catguts, et la plaie rénale sera fermée. Mais pour mener à bien cette suture, il est nécessaire d'avoir conservé intacte la capsule rénale ; sans cela le tissu rénal, trop friable, se déchirerait sous les fils.

Dès ce moment la compression digitale du pédicule peut être cessée, car le sang remplissant de nouveau la glande la distend et la comprime contre la capsule suturée et rigide, réalisant ainsi une hémostase définitive par compression.

Quelquefois on est obligé de presser pendant quelques instants avec de la gaze iodoformée sur les orifices des fils pour dessécher complètement le suintement sanguin. Quelques auteurs sont allés jusqu'à fixer le rein à la paroi abdominale et à bourrer la plaie de gaze.

Les sutures terminées on fermera la plaie pariétale comme d'habitude avec ou sans drainage.

On peut quelquefois craindre comme complication de la néphrectomie partielle l'établissement d'une fistule urinaire, en particulier dans les cas de pyonéphrose ascendante. Il faudra donc, avant de faire une néphrectomie partielle, s'assurer que l'uretère est sain par le cathétérisme ou une injection colorée.

CHAPITRE V

RÉSECTION PARTIELLE DU REIN PRATIQUÉE DANS UN BUT DE DIAGNOSTIC

Le rein est un des organes de l'économie dont le diagnostic de la lésion est parfois extrêmement difficile. Il est vrai que les progrès de la science médicale nous apportent des méthodes d'exploration du rein de plus en plus perfectionnées, de plus en plus précieuses. Néanmoins, malgré les commémoratifs détaillés, malgré les analyses d'urine scrupuleuses, malgré l'examen cystoscopique, le cathétérisme des uretères, les chirurgiens les plus expérimentés font parfois des erreurs de diagnostic, ou bien leur diagnostic reste indécis. Dans ce dernier cas on est obligé de dénuder le rein et de le regarder afin de s'assurer de la lésion et de recourir à l'intervention qu'elle nécessite. Mais quelquefois le rein mis à nu, ponctionné et même incisé, il est encore difficile de se prononcer sur la nature de la lésion. Ce sont là des cas, où seule l'excision d'un morceau de parenchyme rénal examiné au microscope, peut trancher le diagnostic. Les observations citées par M. le professeur Tédenat et par Bloch, à l'appui de cette opération temporaire et que nous rapportons plus bas, démontrent la nécessité dans certains cas et toute la valeur des résections rénales pour éclairer le diagnostic et justifier une intervention rationnelle plus tard. Ceci est surtout important dans le cas où l'état

du rein (non examiné au microscope) permet une néphrectomie partielle curative. Si en effet l'examen microscopique du
morceau du rein enlevé nous montre que nous avons affaire à
une tumeur maligne, il est absolument contre-indiqué, malgré
la localisation bien limitée de cette tumeur, malgré l'apparence
saine du rein, de faire une résection partielle.

Ces résections du tissu rénal ne présentent aucun danger,
même si le rein est enflammé ; c'est ce que montrent quelques
observations, où le microscope démontra une néphrite, et
néanmoins la plaie se cicatrisa sans laisser de fistule. Bien
plus : ces résections peuvent avoir un effet curatif surtout
« jointes aux autres opérations exploratrices : mise à décou-
vert du rein, extraction qui nécessite la dissociation d'adhérences, ponction avec aspiration, néphrotomie, résections ».

OBSERVATION DE M. LE PROFESSEUR TÉDENAT

Une femme, âgée de 31 ans, éprouve depuis deux ans de
très fortes douleurs au niveau du rein gauche et de la vessie :
en même temps elle a quelques hématuries, des mictions très
fréquentes et douloureuses, ses urines sont purulentes. Sous
l'influence d'un traitement vésical (huile iodoformée), ces phé-
nomènes s'amendent, mais les douleurs qu'elle éprouve de son
rein lui font accepter une intervention. En novembre 1901, néphrotomie ; le rein gauche, mis à nu, apparaît gros, conges-
tionné, rouge et friable, avec sa capsule facile à décoller. Dès
lors la malade n'éprouve aucune douleur de ce côté. Elle sort
de l'hôpital, mais cinq mois après elle revient, se plaignant du
rein du côté opposé, et réclamant la même intervention. La
néphrotomie est pratiquée et le rein droit se montre petit et
pâle ; on en résèque une tranche qui, soumise à l'examen microscopique, révèle une néphrite chronique parenchymateuse.

Les douleurs ont presque entièrement disparu, l'urine contient beaucoup moins de pus et les mictions n'ont plus lieu que toutes les 3 heures en moyenne.

Résumé des observations de *Bloch* :

Obs. I. — Diagnostic *avant* l'opération : calcul ou rein mobile, ou néoplasme.

Diagnostic *immédiatement après l'opération* : néoplasme en germe.

Diagnostic *après examen* microscopique du morceau excisé : néphrite légère avec microbes.

Obs. II. — Diagnostic *avant* l'opération : incertain.

Diagnostic *immédiatement après* l'opération : périnéphrite chronique en forme d'adhérences (encore incertain).

Diagnostic *après examen* : néphrite parenchymateuse et interstitielle.

Obs. III. — Diagnostic *avant* l'opération : calculs rénaux.

Diagnostic *immédiatement après* l'opération : périnéphrite chronique avec adhérences extraordinairement solides ; pyelonéphrite suppurative et tuberculeuse.

Diagnostic *après examen* : néphrite commençante ; des bacilles de Koch se trouvent dans le pus.

Obs. IV. — Diagnostic *avant* l'opération : parésie d'opium du côlon ascendant ou abcès rétro-cœcal ou pyonéphrose.

Diagnostic *immédiatement après* : incertain.

Diagnostic *après examen* : pyonéphrose énorme et mobile, avec microbes.

Obs. V. — Diagnostic *avant l'opération* : pyonéphrose d'ancienne date ; on croit palper une tumeur rénale, mais la marche de la maladie prouve qu'on a eu affaire à un kyste de la rate.

Diagnostic *immédiatement après* : néphrite chronique.

Diagnostic *après examen : rein normal.

Oss. VI.— Diagnostic *avant* l'opération : rein mobile, peut-être calculs rénaux.

Diagnostic *immédiatement après* : rein mobile, périnéphrite chronique en forme d'adhérences. D'ailleurs le diagnostic est incertain ; il se trouve un petit hématome.

Diagnostic *après examen* : glomerulo-néphrite chronique.

Oss. VII. — Pyélo-néphrite suppurative. Opérations exploratrices, néphrotomie, résection du tissu rénal pratiquée dans un but diagnostique (gangrène du rein).

CONCLUSIONS

1° Dans la plupart des affections chirurgicales du rein, lorsque la chose est possible, c'est-à-dire en dehors des cas de tumeurs malignes et de lésions diffuses à toute la glande, il faut préférer les opérations économiques, et parmi elles la néphrectomie partielle, quand elle est indiquée.

2° La condition essentielle de cette opération réside dans la localisation des lésions à une partie du rein.

3° Les indications seront habituellement posées après examen direct des lésions.

OBSERVATIONS

Nous grouperons les observations d'après la nature des lésions, nous contentant de résumer celles qui sont rassemblées dans la thèse inaugurale de M. le professeur de Rouville et dans le mémoire de MM. de Rouville et Soubeyran sur des néphrectomies partielles, paru en 1902 dans les *Archives provinciales de chirurgie*.

Premier groupe : Néphrectomie partielle dans les cas des kystes du rein et des tumeurs kystiques

OBSERVATION PREMIÈRE

(Tuffier, 1891).

Ablation par dissection d'un grand kyste séreux du rein. Néphrectomie partielle et réunion du parenchyme rénal.

Le 7 février 1891, M. *Tuffier*, chez un malade présentant comme symptôme prépondérant des hématuries fréquentes et assez abondantes, diagnostique un néoplasme vésical avec complications du côté du rein droit, tumeur ou hydronéphrose par envahissement urétéral. Le 9 février il intervient de la façon suivante : après avoir dénudé facilement le rein par l'incision classique, il arrive sur l'organe dont l'extrémité inférieure ne présente rien d'anormal et dont l'extrémité supé-

rieure s'enfonce sous les fausses côtes et le diaphragme. En
faisant basculer le rein, il l'attire hors de la plaie pour l'explorer. Il découvre un kyste du volume d'un petit citron, limité
par la capsule propre du rein et contenant un liquide transpa-
rent. Après avoir fait comprimer par un aide le pédicule rénal,
il dissèque le kyste et réunit par des fils de catgut le parenchyme d'abord, la capsule ensuite. Il termine l'opération en
suturant les divers plans musculaires, aponévrotiques et cu-
tanés.

Les suites opératoires sont excellentes. L'examen histologique du kyste montre une paroi fibreuse sans épithélium.

OBSERVATION II

(Cramer, 1896)

Résection de la partie supérieure du rein à cause d'un kyste
volumineux ; guérison.

OBSERVATION III

(Brackel, 1899)
Kyste solitaire

Tumeur depuis l'âge de 3 ans, sous les fausses côtes droi-
tes. A 18 ans, elle augmente rapidement avec douleur. Intervention par voie lombaire. On trouve un kyste unique renfer-
mant un liquide hémorragique. Excision par section du tissu
rénal sain. Suture du rein. Guérison.

OBSERVATION IV

(Tédenat, 1886)

Kyste hydatique du rein gauche suppuré et ouvert dans la partie inférieure du côlon descendant. — Excision du kyste, résection partielle du rein. — Guérison rapide.

Chez un malade, qui présentait une tuméfaction faisant saillie dans le flanc gauche avec œdème de la paroi, état fébrile accentué, douleur sourde et exacerbations lancinantes, M. *Tédenat* porte le diagnostic de kyste hydatique du rein suppuré. Ce diagnostic est singulièrement confirmé par l'évacuation intestinale d'une quantité assez considérable de pus contenant des hydatides.

Après incision dans la région lombaire, il tombe sur une poche purulente communiquant avec le bord externe du côlon. Cette poche est liée au ras de l'intestin, et sa décortication étant très pénible, l'opérateur excise en même temps une partie du tissu rénal. Réunion du parenchyme, drainage et suture. Les résultats de cette opération sont bons, puisque vingt jours après la cicatrisation était complète.

OBSERVATION V

(Terrier, 1902)

Kyste hydatique du rein droit. — Ablation du kyste avec résection conservatrice du rein.

La malade, opérée par M. le professeur *Terrier*, le 14 mai 1902, présentait les symptômes suivants : à la palpation, on trouvait une tumeur lisse, arrondie et régulière, en contact avec la paroi abdominale antérieure aussi bien qu'avec la paroi lombaire. En bas cette tumeur descend à 5 centimètres au-dessous de la ligne ombilicale. Les caractères de la tumeur et la présence d'un chien de berger dans la maison de la malade, permettent de porter le diagnostic de kyste hydatique du rein. On fait l'incision exploratrice par la voie transpéritonéale latérale. On découvre facilement la tumeur recouverte par le feuillet postérieur du péritoine que l'on incise et que l'on décolle à droite et à gauche. La ponction de la tumeur est suivie de l'aspiration d'un liquide abondant (800 grammes), et clair comme de l'eau de roche. Le kyste est développé au niveau du pôle inférieur du rein sous sa capsule propre, mais paraissant assez distinct du tissu rénal. Il n'y a pas à proprement parler de plan de clivage et on est obligé d'amputer le pôle inférieur du rein. On suture la brèche rénale, la capsule fibreuse, on reconstitue la paroi abdominale au moyen d'une suture à deux plans. Un drain qui va dans la loge rénale est laissé à la partie inférieure de l'incision. L'opérée sort de l'hôpital complètement guérie quelque temps après.

OBSERVATION VI

(Bazy, 1902)

Kyste hydatique du foie et du rein.

M. *Bazy*, le 4 mai 1902, est appelé à intervenir pour tumeur très volumineuse du flanc droit ayant repoussé fortement les dernières côtes. Il fait une laparotomie médiane sus-ombilicale, et il découvre une tumeur fluctuante qui n'est autre qu'un kyste hydatique du foie. Celui-ci, une fois ponctionné, démasque une seconde tumeur située dans la loge rénale droite et contenant un litre de liquide limpide. Il attire la poche et parvient à séparer assez facilement la paroi du kyste du parenchyme rénal. Cependant il est obligé d'exciser une certaine partie du tissu de l'organe attenante à la paroi kystique. L'opération est rapidement terminée par la suture du parenchyme, par le drainage de la poche hépatique et de la loge rénale.

OBSERVATION VII

(Kümmel)

Kyste hydatique du rein.

La malade présente une tuméfaction du rein droit ; douleur dans le côté droit du ventre. En même temps on découvre une tumeur fluctuante au milieu de la jambe droite, sur la partie externe du tibia ; une autre tumeur de la même apparence se trouve dans les muscles de la partie interne de la cuisse droite. Les deux tumeurs enlevées étaient des tumeurs à échinocoques. On en conclut que la tumeur du rein était de même nature. Intervention : incision lombaire ; le rein mis à nu, on découvre à son extrémité supérieure un kyste hydatique. Excision du kyste ; suture des incisions. La malade se rétablit rapidement.

OBSERVATION VIII

Burckhardt, 1893

Résection transversale du rein pour kyste hydatique.

Il s'agit d'un enfant de 6 ans ; la palpation relève l'existence d'une tumeur kystique. Intervention par voie lombaire ; ponction de la tumeur ; la poche est séparée du rein par une incision transversale du parenchyme. Drainage, suture. Six semaines après, guérison complète.

OBSERVATION IX

Bardenheuer, 1899

Tumeur kystique du rein.

Ce chirurgien fait le diagnostic de tumeur du rein gauche chez une malade qui présentait des symptômes habituels de

cette affection (tumeur arrondie, tendue, fluctuante, assez mobile, avec contact lombaire). L'opérateur fait un volet lombaire du côté gauche. L'exploration manuelle permet de se
rendre compte que l'extrémité supérieure de la tumeur se continue avec le rein. Il coupe alors transversalement cet organe
au-dessus de la tumeur et enlève le tout. La cavité est bourrée
avec de la gaze. Mais au cinquième jour on est obligé de faire
la néphrectomie, parce que l'urine qui stagnait entre le rein
et le péritoine se décomposait.

Observation X

(Ricard, 1896

Tumeur kystique du rein.

Malade opérée pour rein mobile. La mobilité de ce rein était
causée par deux tumeurs kystiques situées au pôle inférieur
de l'organe. Résection de deux poches ; suture en surjet ; fixation du rein et drainage. L'écoulement d'urine par le drain a
duré quelques jours seulement : la guérison a été prompte.

Deuxième groupe. — Tumeurs bénignes

Observation

Tuffier 1896

Fibrome du rein droit, développé au niveau du hile

La malade dont nous rapportons ici l'observation avait des
accès douloureux rappelant des crises de coliques néphrétiques. Cependant on trouve une légère augmentation de volume du rein droit, ce qui fait penser à un rein mobile. Le port
d'un bandage n'ayant soulagé que temporairement la malade,
on décide l'intervention. L'incision lombaire faite le 3 novembre 1896 découvre un rein un peu abaissé et présentant au voi

sinage du hile un corps arrondi, dur et ligneux, ressemblant à un calcul du bassinet. Les limites bien nettes de la tumeur, l'aspect normal du reste de la glande, l'absence d'induration ganglionnaire suspecte permettent d'espérer qu'on pourra énucléer facilement la tumeur sans enlever le rein. En effet, l'extirpation se fait facilement sans hémorragie. Le rein est ensuite fixé à la 12e côte, et la suture sans drainage est pratiquée. Les suites opératoires sont idéales.

Troisième groupe. — Pyonéphrose

OBSERVATION PREMIÈRE
(De Rouville et Soubeyran, 1902)
Résection partielle du rein pour pyonéphrose.

Françoise B..., 47 ans, ménagère, entrée le 16 octobre 1901, salle Desault, à l'hôpital Saint-Eloi, dans le service de M. le professeur Tédenat, suppléé par M. de Rouville, pour une cystite avec pyonéphrose.

Antécédents héréditaires. — Sans intérêt.

Antécédents personnels. — Pas de maladie antérieure, réglée à 14 ans, toujours d'une façon satisfaisante, elle est ménopausée depuis 3 mois. Elle perd en blanc habituellement : la malade a eu cinq enfants, dont trois morts en bas âge ; la dernière grossesse remonte à 13 ans : accouchements normaux.

Maladie actuelle. — Il y a environ 5 ans, la malade, qui jouissait d'une bonne santé, commença, sans cause apparente, à ressentir une douleur dans la région lombaire droite : cette douleur, d'abord légère, s'accrut progressivement, sans jamais prendre de caractère aigu rappelant une colique néphrétique ; il existait seulement une sensation de pesanteur et de tiraillement avec des phases d'exacerbation. Cet état durait depuis deux ans, lorsque les urines devinrent troubles, et la malade se mit à souffrir pendant la miction ; enfin, un au après apparut une tumeur dans la région lombaire droite. On la traite pour un catarrhe de la vessie et on lui fait des lavages vésicaux avec du nitrate d'argent faible, sans aucune amélioration ; elle ressentait le soir, depuis plusieurs mois, de petits frissons fébriles ; enfin, elle a beaucoup maigri.

État actuel à l'entrée. — Malade amaigrie, pâle et faible. Elle ne tousse pas ; le poumon et le cœur sont normaux : pouls : 84. Appétit nul, digère mal, constipation opiniâtre.

La malade se plaint d'éprouver au niveau de son rein droit une douleur assez vive, gênant le sommeil, sans irradiations.

À l'inspection, on note, nettement dessinée sous la paroi abdominale amincie, une tumeur faisant une forte saillie dans le flanc droit et empiétant même sur la fosse iliaque. Cette tumeur est dure ; elle est bosselée assez régulièrement ; son grand axe est vertical et un peu dirigé en dedans ; sa conformation rappelle celle du rein ; elle est mobile et limitée en dedans à l'ombilic ; en bas, elle empiète de trois travers de doigts sur la fosse iliaque ; en haut, elle n'atteint pas les fausses côtes ; son volume est égal à celui des deux poings, et on la saisit très facilement entre une main abdominale et une main lombaire. La palpation de cette tumeur est peu douloureuse et bien supportée. L'autre rein paraît normal.

La miction est fréquente et douloureuse à la fin ; elle urine 10 fois la nuit et toutes les demi-heures le jour ; les urines sont troubles, uniformément purulentes ; elles sont peu abondantes. Voici leur analyse (24 octobre) :

Quantité par 24 heures........	900
Densité	1013
Réaction	alcaline
Urée.	8 gr. 08 par litre
Glucose.	0
Albumine.	1 gr.

La malade est préparée et remontée par des lavements salés

et, le 20 octobre, elle est opérée. Anesthésie avec le mélange d'éther et de chloroforme. Incision lombaire de Guyon.

On arrive facilement sur le rein qui est plongé dans une atmosphère de périnéphrite scléreuse ; le rein est fort augmenté de volume, bosselé, fluctuant par places. On incise son tissu qui est fort épaissi et induré, et l'on tombe sur des cavités à contenu purulent, sans communication les unes avec les autres ; le doigt va percer leurs cloisons, assez fortes, et il s'écoule un pus verdâtre, épais et abondant, que l'on recueille aseptiquement. Une volumineuse tranche de tissu rénal comprenant la convexité et la partie inférieure du rein, où les collections sont surtout abondantes, est réséquée : le reste du rein, qui paraît encore sain, est suturé par des points de catgut. Drainage avec un tube de caoutchouc entouré de gaze et fixation du rein à la paroi à l'aide de fils de catgut.

Suture au crin de Florence. Pansement.

27 octobre. — Nuit bonne : n'a pas vomi ni souffert. La malade n'a pas uriné : on injecte un litre de sérum. P., 100. T., 37°6-38°2. Faciès pâle.

28. — La malade a uriné 500 c. c. ; elle ne souffre pas : faciès meilleur.

Le pansement est souillé. T., 38°-38°5. P., 96.

29. — Premier pansement ; l'écoulement est assez abondant et répand une forte odeur urineuse. P., 90. T., 37°5-37°3.

2 novembre. — La malade est bien : pas de fièvre, pas de douleurs. Pansement tous les deux jours. Urines plus abondantes, moins troubles et plus riches en urée. Voici leur analyse :

Quantité envoyée	800 c. c.
Densité	1012
Réaction	alcaline
Urée.	15,31 par litre
Glucose.	0
Albumine	0,60

5 novembre. — Les urines sont toujours purulentes, et la malade souffre à la miction. On lui fait des instillations de nitrate d'argent dans la vessie.

25 novembre. — Amélioration de l'état vésical. La plaie est presque complètement fermée. La malade engraisse.

2 décembre. — La plaie est fermée mais il persiste un bourgeon charnu auquel aboutit une fistulette laissant suinter d'une façon intermittente un peu d'urine. Le rein est encore un peu volumineux ; il est indolore.

La malade sort, fort engraissée, avec un excellent état général. La malade a été malheureusement perdue de vue.

Observation II

Albaran, 1900.

Pyonéphrose. Eperon pyélorénal. Résection orthopédique du rein.

Il s'agit d'une jeune femme de 22 ans qui, à la suite de couches, eut une pyonéphrose gauche. La néphrotomie fut pratiquée. Mais il persista une fistule laissant passer l'urine et du pus. Le cathétérisme des uretères permet de se rendre compte qu'il existe une rétention purulente au niveau du rein. On trouve au moment de l'opération une poche rénale, et on voit que l'uretère s'insère au milieu de cette poche. L'opérateur sectionne la portion de la poche située au-dessous du point d'abouchement de l'uretère et extirpe en même temps une partie du bassinet et du rein. Il suture ensuite les deux lèvres antérieure et postérieure de la poche pyorénale sectionnée. La malade a eu d'excellentes suites opératoires : elle ne présente ni fistule, ni rétention rénale.

Observation III

Waitz, 1891

Résection partielle du rein dans un cas de pyonéphrose.

Waitz a eu l'occasion d'opérer une malade âgée de 28 ans, qui a une pyonéphrose d'origine puerpérale. La ponction de la tumeur affirme qu'il existe du pus et commande l'ouverture de l'abcès par voie extra-péritonéale. Le rein est gros et transformé en une grosse cavité purulente dont la paroi est parsemée de foyers sanieux multiples. Il est obligé de pratiquer la résection d'une partie du rein, la néphrectomie totale étant impossible par suite des adhérences du hile aux parties voisines. La malade a bien supporté l'opération et il n'y a pas eu de fistule consécutive.

Observation IV

(Tuffier, 1892)

Pyonéphrose calculeuse. Résection partielle du rein.

Tuffier opère, le 10 avril 1891, un malade qui est atteint d'une énorme pyélonéphrite accompagnée de périnéphrite scléreuse. Après évacuation d'une grande quantité de liquide puriforme et l'extirpation de plusieurs calculs, il persiste une fistule nécessitant une seconde intervention. L'opérateur réséque toute la poche rénale, ne laissant de parenchyme rénal que le volume d'une mandarine. La guérison se maintient pendant un an, mais, au bout de ce temps, le malade présente au niveau de son ancienne cicatrice un champignon grisâtre, mou et fongueux, s'enfonçant profondément à travers la paroi abdominale. L'extirpation de cette tumeur, suivie de l'examen histologique, démontre qu'on a affaire à un cancer colloïde, qui a certainement pris naissance dans le moignon rénal.

Observation V

(Kümmel, 1893)

Pyonéphrose calculeuse.

L'observation de Kümmel rapporte un cas analogue, pour lequel il a été amené à exciser aux ciseaux plus d'un tiers de la substance rénale qui formait la poche de l'abcès. Guérison.

Observation VI

Bardenheur, 1891

Lithiase rénale.

Pour un cas de lithiase rénale infectée, Bardenheuer pratique une opération conservatrice, enlevant seulement la moitié inférieure d'un rein infiltré de pus. La moitié supérieure étan' saine. il jugea bon de la conserver. Il a obtenu la cicatrisation rénale assez rapidement, mais une fistule consécutive du côlon a arrêté la guérison de la plaie pariétale.

Quatrième groupe. — Tuberculose rénale

Observation Première

Israël

Tuberculose rénale. — Amputation.

Femme de 23 ans, souffrant de coliques néphrétiques avec fréquence de mictions, vomissements et fièvre. Douleur à droite et à gauche sur le trajet de l'uretère. M. Israël pose le diagnostic de tuberculose rénale du côté gauche. Incision lombaire. Le rein est dégagé. La moitié supérieure est pâle, volu-

mineuse et fluctuante. Il l'incise et trouve une masse caséeuse.
Le bassinet et l'uretère étant sain et perméable, Israël ampute
la partie malade et conserve la partie saine. Suture au catgut
du moignon rénal. Le résultat immédiat est bon. Quatre ans
après tuberculose de l'uretère et de la moitié gauche de la vessie. On fait la néphrectomie totale et l'urétérectomie. La malade est en parfait état.

OBSERVATION II

(Cramer. 1895)
Tuberculose rénale.

Le malade dont il s'agit avait eu à plusieurs reprises de la
bronchite des sommets. De plus, en avril 1895, il présenta des
douleurs abdominales, des vomissements et de l'empâtement
dans la région rénale gauche. On porte le diagnostic d'abcès
périnéphrétique. Le 13 mai 1895, il est opéré suivant la méthode de Bardenheuer. On trouve un abcès contenant du pus
jaunâtre et épais. La partie supérieure du rein est normale :
la partie inférieure est infiltrée de pus. On excise par une section transversale toute la partie malade. On tamponne la sur-
face de la plaie. La plaie se cicatrise rapidement et guérit sans
complications.

OBSERVATION III

(Cramer, 1895)

Cramer rapporte une seconde observation d'un malade présentant une tumeur dans la région rénale droite et tous les
symptômes d'une suppuration profonde. Le malade fut opéré le
16 mai 1895. Incision en battant de porte de Bardenheuer. L'o-
pérateur fait ensuite une néphrectomie partielle, enlevant la
partie inférieure du rein qui seule présentait des lésions carac-

téristiques de la tuberculose rénale. D'ailleurs, le malade, très affaibli par une suppuration durant depuis longtemps, succomba quelques heures après l'opération.

OBSERVATION IV

(Fenger, 1895)

Rein tuberculeux ; néphrectomie partielle.

Fenger rapporte le cas d'un malade ayant des hématuries et les bacilles de Koch dans les urines et qui ne présentait des lésions tuberculeuses que dans la partie inférieure du rein, qui seul fut enlevé ; le reste fut conservé. Les résultats de l'opération furent bons.

Cinquième groupe. — Fistules rénales

OBSERVATION

Tuffier, 1890

Fistule rénale (Société de Chirurgie).

M. Tuffier présente un malade qu'il a guéri d'une fistule rénale, consécutive à une néphrotomie, par un procédé spécial. Ce malade, âgé de 14 ans, avait subi une néphrotomie faite par M. Guyon ; une fistule non suppurante avait persisté. La néphrectomie était impossible, à cause de l'état de l'autre rein atteint de pyélonéphrite. D'autre part, on avait pu s'assurer de la perméabilité de l'uretère. La fistule fut fermée par le procédé suivant : à deux travers de doigt en avant de la cicatrice de la néphrotomie, M. Tuffier pratique une incision dans les tissus sains. Puis, le rein est isolé complètement de ses connexions tout autour de la fistule jusqu'à ce qu'il ne tienne plus qu'à la fistule par le tissu fibreux. Ce dernier est alors sectionné au

ras du rein ; un avivement est pratiqué par résection en pleine
substance rénale, et cette perte de substance est fermée par
quelques points de suture. Enfin, après extirpation du trajet
fistuleux, réunion de la peau. Guérison complète.

Sixième groupe. — Traumatisme

OBSERVATION PREMIÈRE

(Keetley, 1890)
Néphrectomie partielle pour traumatisme.

Il s'agit d'un homme blessé par une roue de voiture qui lui
avait passé sur le corps. Les neuvième, dixième et onzième
côtes sont fracturées ; le malade a de l'hématurie. Il est dans le
collapsus ; il n'existe pas de plaie intérieure. Cinq à six heures
après l'accident, il présente des signes d'hémorragie secon-
daire sérieuse dans la région lombaire gauche. Keetley pratique l'incision lombaire ; des caillots abondants sont extraits
et, avec eux, des parties détachées du rein. Un point saignant
fut pris dans une pince retirée à la fin de l'opération, et notre
point saignant, plus profondément situé, fut comprimé à l'aide
d'une éponge, retirée douze heures plus tard. La guérison fut
rapide, sans fistule, ni hydronéphrose, bien que l'intérieur du
rein eût été ouvert largement par le traumatisme.

OBSERVATION II

(Bardenheuer, 1895)
Contusion du rein.

Un homme de 30 ans reçoit un coup sur le côté gauche de
l'abdomen : il a des hématuries pendant six jours et une tumeur apparaît. Il entre à l'hôpital : la tumeur grossit tou-

jours, s'étendant ver. le diaphragme et le petit bassin et se rapprochant de la ligne médiane. Le sujet se cachectise, mais n'a pas de de fièvre. Bardenheuer pense à la rupture d'un gros vaisseau. Incision. La tumeur est énorme et contient un liquide sanguin sentant l'urine. Dans un caillot siégeant à la partie postérieure, Bardenheuer remarqua, en le dilacérant, que sa consistance était ferme, rappelant une éponge infiltrée de sang noir : ce caillot adhérent fut enlevé, et cette substance rappelait par sa forme le tiers inférieur du rein ; l'examen microscopique y fit découvrir des canaux urinifères. La plaie fut tamponnée et la cicatrisation se fit normalement.

OBSERVATION III

Link (Wien, Medicinesche Wochenschrift, 1898.

Un soldat conducteur reçut le 23 avril 1897 un coup de pied de cheval à la région lombaire droite ; précipité par terre, il se releva et alla se mettre au lit en accusant de violentes douleurs, puis il se mit à uriner du sang. Transporté à l'hôpital, on lui trouva le visage pâle, anxieux, couvert de sueur. La respiration fréquente et superficielle, le pouls petit et très fréquent : la température au-dessous de la normale (36°4). Le ventre était tuméfié et la matité hépatique semblait s'étendre jusqu'au ligament de Poupart. Pas d'ecchymoses. Les urines restaient sanglantes. M. J. Link chercha d'abord à l'aide de stimulants à combattre le collapsus et fit appliquer de la glace sur la partie droite de l'abdomen. Le traitement expectant fut continué jusqu'au 11 mai, et l'état du blessé paraissait satisfaisant, quand, brusquement, il fut pris des signes d'une pleurésie à droite. Le 15 mai, une ponction de la plèvre ramena un litre de liquide séro-sanguinolent. Après une courte amélioration, l'état général du malade allait s'aggravant, les urines restaient sanglantes et un phlegmon gazeux se développait dans la région de l'abdomen précédemment mal. Le 31 mai, M. Link découvrit la région rénale par une incision lombaire et évacua un gros abcès contenant de l'urine, du pus et des détritus provenant du rein ; il trouva le rein déchiré en deux jusqu'au bassinet : la moitié supérieure était saine d'apparence et fut laissée en place ; la moitié inférieure, elle-même divisée en deux, était nécrosée et fut enlevée. La tentative de conservation de la moitié du rein n'eut pas de succès ; le 10 juin, réouverture de la plaie et enlèvement de ce qui avait été laissé du rein. Le 18 juillet, le malade quitte l'hôpital complètement guéri.

INDEX BIBLIOGRAPHIQUE

Albarran. — *Etude sur le rein des urinaires.* Thèse, 1889.
— *Résect. orthopédique du rein.* — Arch. de méd., 26 juillet 1808. — Congrès, 1900.
— *L'hypertrophie compensatrice en pathologie rénale.* Presse méd., 1889.
— *Trait. chir. des kystes hyd. du rein.* Presse méd., 1901.
— *Sarcome du rein.* Tr. de Chir., 1899, p. 704.
Bardenheuer. — *Lithiase rénale.* Lang. Arch., 1891, p. 320.
— *Néphrectomie pour tumeur kystique.* Deut. M. W., n° 45, 1880.
— *Sarcome du rein* (Obs.) citée par Bloch, Brit. m. J., 1896.
Barth. — Arch. für klin. Chir., 1893.
Bazy. — *Dés opérat. conserv. dans les rétentions rénales.* XII° Congrès chir. ; — Observ., Soc. de Chir., 11 juin 1902.
Bloch. — *Sur la résection du tissu rénal dans un but diagnostique,* Rev. de Ch., 1898.
— *Hospitals Tidende,* 1890 et 1891, n°° 13 et 29 et 1802, n° 21.
— *With remarks on the conservatrice surg. of the kidney.* Brit. med. — J. october, 1896.
— *Amputation partielle du rein.* Hosp. Tidende, 1896.
Boeckel. — *Gaz. méd.,* Strasbourg, 1887.
Brackel. — *Kyste solitaire.* Berl. klin. Woch., 1890, n° 250.
Brasillon. — *Kystes hydatiques du rein.* Th. Paris, 1894, p. 70.
Burckhardt. — *Néphrect. part. pour sarcome et kyste hydatique.* Centr. f. Ch., 1893.
Chauffard. — *Sem. méd.,* 1808.
Crämer.— *Querresection der Niere.* Deutsch Z. f. Ch., 1895. p. 597.
Czerny. — *Résection pour angio-sarcome.* Beit. z. kl. Ch., 1890.

DELBET (Paul). — *Contusion du rein.* Ann. g. ur., 1901, p. 669.

FENGER. — *Conservative kydney surgery.* Ann. Surg., 1895, p. 864.

GERSUNY. — *Congrès de Moscou, 1897.*

GOMER. — *Résection transverse du rein.* Deut. Zeit. f. Ch.

GOLGI. — *Arch. per l. Sc. med.,* 1894, vol. VIII, p. 105.

ISRAEL. — *Chir. Klin. der Nieren Krankheiten,* 1901.

— *Héminéphrectomie pour tuberculose.* Deut. med. Woch., 1896.

JOSEPHSON. — *Contrib. à la chir. rénale conserv.* Nord med. Ark., 1900, XI.

KEETLEY — *Néphrect. part. pour traumatisme.* Soc. med. London, 1800.

KUEMMEL. — *Zur resect. der Niere.* Lang. Arch., Bd. 46, 1863, S. 310.

— *Pyonéphrose calculeuse (Obs.).* XXII° Congrès allemand, 1893.

— *Tumeur maligne et kyste hydatique (Obs.).* XXII° Congrès allemand, 1893.

KÖSTER. — *Opérat. conservatrices dans les rétentions rénales.* Congr. Chir., 1000.

LINK. — *Wien. Medicinische Wochenschrift, 1808).*

LINDEGGER. — *Du gros rein polykystique et de son opération.* Th. Paris, 1806.

LITTEN. — *Soc. méd. Berlin, 19 oct. 1898.*

LOTHEISSEN. — *Ar. h. für klin. Chir.,* 1896, vol. LII, p. 721.

MANKIEWICZ. — *Les opérations sur les reins en cas d'absence ou de maladie du second rein.* Berl. klin. Woch., XXXVII. 1900.

MAUWERCK. — *Beir., für. path. Anat.,* 1886, vol. I.

MORRIS. — *Hunterian lect. of surg. Kydney.* Brit. M. J., 1898.

OVERBORCK. — *Thèse de Kiel.*

PAOLI (DE). — *Etude expérimentale sur la résection du rein.* Atti. dell. Acad. med. chir. Perugia. 1801, t. III, et Ann. G. U., 1802, p. 540.

PERCHERON. — *De l'interv. chir. dans la tub. rénale.* Th. Paris, 1806-07, n° 524.

ROUVILLE (DE). — *Des néphrectomies partielles.* Th. Paris, 1804.

ROUVILLE (de) et SOUBEYRAN. — *Des néphrectomies partielles.* (Archives provinciales de chirurgie, septembre, octobre et novembre 1902. Tirage à part).

SAENGER. — *Deut. Zeit. f. Ch., t. XXXIV, p. 300.*

SPENCER WELLS. — *Tumeurs circumrénales (Obs.). Brit. med. J.,*
19 avril 1884.

TERRIER. — *Obs. Soc. de Chirurgie,* 11 juin 1902.

TUFFIER. — *Etude expérim. sur la chir. des reins. Paris,* 1889.
— *Arch. gén. de médecine,* 1891, juillet, p. 1.
— *Soc. chir.,* 1890 (fistule rénale. Obs.).
— *Pyonéphrose calculeuse. Résection du rein. Soc. de chir.,*
1892.
— *Néphr. part. pour fibrome et adénome. Ann. g. ur.,* 1895.
— *Néphrect. part. pour les tumeurs bénignes du rein. IX*
Congrès de Chir.
— *Traité de Chir. Duplay et Reclus, p.* 403.

VERRIÈRES. — *Contrib. à la chir. conserv. dans les rétentions réna*
les. Th. Lyon, 1899.

WAITZ. — *Obs. Deutsch Med. Woch.,* 1891, p. 498.

WATSON. — *Cases illustrating renal surg. — Med. and surg. re*
ports of Boston, 1896.

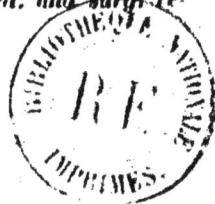

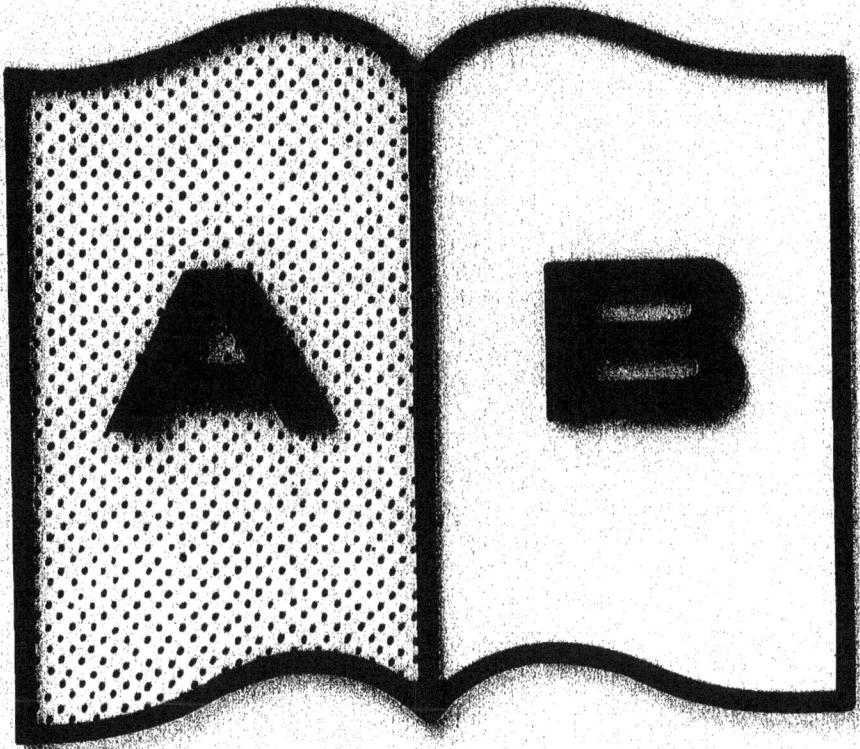

Contraste insuffisant

NF Z 43-120-14

www.ingramcontent.com/pod-product-compliance
Lightning Source LLC
Chambersburg PA
CBHW032312210326
41520CB00047B/3050